# DAS KREUZ MIT DEM

# KREUZ

## WIE SIE RÜCKENSCHMERZEN VERMEIDEN

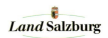

# INHALT

Impressum:

Herausgeber: ORF Salzburg, Land Salzburg und
Salzburger Gebietskrankenkasse
Redaktion, Konzeption: Elfi Geiblinger, ORF Salzburg
Illustrationen: Albert Gruber, Salzburg
Fotos: Christian Schneider, Salzburg
Grafische Gestaltung und Produktion:
Aktuell Design, Ing. Wolfram Goritschnig, Fuschl am See
Druck: Druckerei Roser, Salzburg – 2003

ISBN 3-9501545-1-5
Angaben ohne Gewähr.

# VORWORT

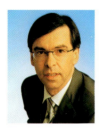

**Dr. Hubert Nowak**
Landesdirektor ORF-Salzburg

Schreibtischtäter. Das Opfer: die eigene Wirbelsäule. Ein durchschnittlicher Arbeitnehmer verbringt heute rund 80.000 Stunden seines Lebens am Schreibtisch, nicht eingerechnet sind die vielen Stunden im Auto oder vor dem Fernseher. Die Folge: die Wirbelsäule fühlt sich vernachlässigt. Und schließlich streikt sie. Nicht wegen dynamischer Überbeanspruchung, sondern weil sie nur statisch belastet wurde und so an Elastizität verloren hat.

War es früher die Überbelastung durch schwere, körperliche Arbeit, so verursacht heute der Bewegungsmangel den Großteil der Krankenstände wegen Skeletterkrankungen. Das müsste nicht sein. Das Kreuz muss nicht zum Kreuz der gestiegenen Lebenserwartung werden. Die Serie in Radio Salzburg im Herbst 2002 hat derart viele Hörerreaktionen hervorgerufen, dass wir uns zu diesem Buch ent-schlossen haben. Das ORF-Landesstudio Salzburg will damit einen Beitrag leisten, der Volkskrankheit Kreuzweh zu Leibe zu rücken. Denn es ist nie zu spät, sein Rückgrat zu bewahren.

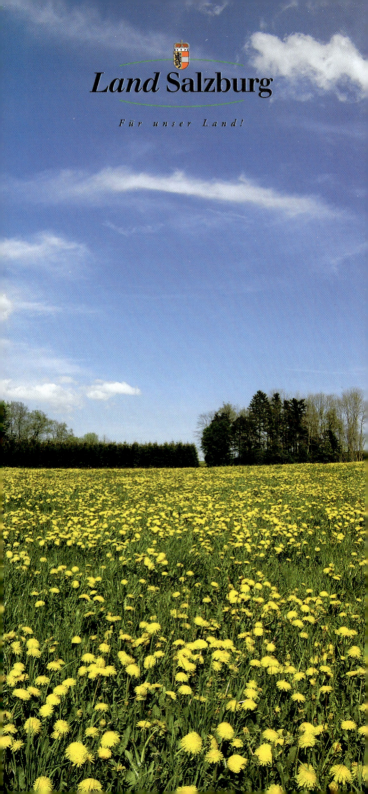

# VORWORT

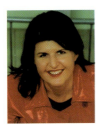

Mag. Gabi Burgstaller
Landeshauptmann-Stellvertreterin
Gesundheitsreferentin
des Landes Salzburg

## Gemeinsam gegen das „Kreuz mit dem Kreuz"

Kreuzweh ist eine Volkskrankheit. 80 Prozent der erwachsenen Salzburgerinnen und Salzburger leider mehr oder weniger häufig an Rückenschmerzen. Unabhängig von der beruflichen Tätigkeit, ob Mann oder Frau, Arbeiter oder Sekretärin – fast jeder hat sein Kreuz mit dem Kreuz! Rückenschmerzen können bei schlechter Haltung, fehlender Bewegung und unzureichender Behandlung zu chronischen Beschwerden führen. Daher habe ich als Landes-Gesundheitsreferentin gemeinsam mit der Salzburger Gebietskrankenkasse und dem ORF Salzburg eine Aktion gestartet, die Menschen helfen soll, sich mit einfachen Mitteln fit gegen Rückenschmerzen zu machen.

Dieses Buch gibt einfache Antworten auf die häufigsten Fragen: Welche Risikogruppen gibt es? Welche vorbeugende Maßnahmen für jedefrau und jedermann gibt es? Was kann man gegen das Kreuz mit dem Kreuz tun? Welche Übungen kann ich wie am Arbeitsplatz oder zu Hause einfach und schnell anwenden? Welche weiterführenden Therapien gibt es?
Wer in guten Zeiten vorsorgt, kann das Leben später mehr genießen und hat kein „Kreuz mit dem Kreuz".
Ich wünsche Ihnen, sehr geehrte Leser/innen, viel Spaß beim Umsetzen der Tipps.

salzburg.ORF.at

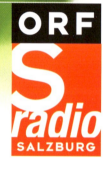

*Gesund*

*mit Radio Salzburg*

**Montag bis Samstag,
ab 9.05 im Salzburg Magazin**

# VORWORT

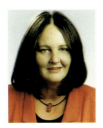

Elfi Geiblinger
Redakteurin
ORF Salzburg

Sitzen Sie gerade gemütlich in einem Sessel, während Sie diese Zeilen lesen? Dann erheben Sie sich jetzt bitte und lesen Sie im Stehen weiter. Damit haben Sie bereits einen kleinen aber höchst wichtigen Schritt gemacht, um dem Kreuz mit dem Kreuz zu entkommen.
Unsere Lust, gemütlich zu sitzen, ist nämlich höchst ungemütlich für unsere Wirbelsäule, und die rächt sich über kurz oder lang mit unangenehmen Schmerzen.
Es könnte natürlich sein, dass Sie jetzt zwar stehen, aber so falsch, dass Ihre Wirbelsäule unhörbar seufzt und stöhnt. Das wird sich ändern. Wenn Sie dieses Buch gelesen haben, werden Sie wissen, wie man richtig liegt, sitzt, steht und geht und Ihre geplagte Wirbelsäule kann sich im wahrsten Sinne des Wortes entspannen.
Am Anfang ist es vielleicht ein bisschen ungewohnt, sich kreuzschonend zu bewegen, aber schon nach kurzer Zeit werden Sie ganz automatisch die richtige Haltung einnehmen. Und Sie werden erleben, dass das nicht nur Ihrem Kreuz ausgesprochen wohl tut, sondern dass ein aufrechter, schmerzfreier Gang auch das Wohlbefinden Ihrer Seele steigert.

# DAS GESUNDHEITS-INFORMATIONS-ZENTRUM DER SGKK

Jeder, dem seine Gesundheit am Herzen liegt, möchte sich gründlich informieren über Gesundheit allgemein, über Krankheiten, über Therapiemöglichkeiten, aber natürlich auch über geeignete Maßnahmen zur Vorbeugung. Informierte Patienten können besser mit Beschwerden umgehen, sie können selbst Verantwortung übernehmen, können mitbestimmen und sich manchmal auch selbst helfen..

Das Gesundheits-Informations-Zentrum der SGKK ist der ideale Ansprechpartner für alle gesundheitsbewussten Salzburger. Informationen, die dem Menschen helfen, sich mit einem Krankheitsbild besser auszukennen,

Sie finden Informationen, die die Möglichkeit eröffnen, selbst bei einer notwendigen Therapie oder Behandlung mitzubestimmen, Informationen, die einen erweiterten Wissensstand rund um die Gesundheit oder die Krankheit eröffnen, Informationen, die dem Menschen Sicherheit geben.

Scheuen Sie sich nicht und informieren Sie sich! Denn Information bedeutet Sicherheit, Wissen, Möglichkeiten, Selbstbestimmung und Hilfe in allen Lebenslagen.

Das Gesundheits-Informations-Zentrum (GIZ) der Salzburger Gebietskrankenkasse in der Faberstraße 17 hat für Sie geöffnet: Montag von 8.00 bis 18.00 Uhr und Dienstag bis Freitag von 8.00 bis 12.30 Uhr. Außerhalb der Öffnungszeiten können telefonisch Termine vereinbart werden.

Tel. 0662/871 491, FAX 0662/871 491-20,
e-mail: giz@sgkk.sozvers.at

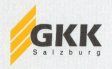

# WARUM ES WEH TUT

Vor Kreuzschmerzen ist kaum jemand gefeit. Und, darüber sind sich alle Betroffenen einig, sie stören das Allgemeinbefinden beträchtlich. Manchmal hat man Glück und die Beschwerden verschwinden bereits nach kurzer Zeit. Zum Beispiel bei einem sogenannten Hexenschuss, der für plötzliche und heftig auftretende Schmerzen sorgt. Wenn einem die Schmerzen aber längere Zeit hindurch oder immer wieder plagen, dann spricht man von chronischen Kreuz- oder Rückenschmerzen. Meist sind die Ursachen dafür starke Verschleißerscheinungen, die über den normalen Alterungsprozess, der uns ja allen nicht erspart bleibt, hinausgehen. Vor allem in der Lendenwirbelsäule, die den größten Belastungen ausgesetzt ist, kommt es häufig zu übermäßig degenerativen Veränderungen. Eine große Rolle spielen dabei die Bandscheiben. Wenn sie ihre Elastizität verlieren und der Faserring seine Haltefunktion nicht mehr wahrnehmen kann, kann es zu den äußerst schmerzhaften Bandscheibenvorfällen kommen.

Weil die Kreuzschmerzen viele Ursachen haben können, die von Abnützungserscheinungen bis hin zu einem Tumor reichen, ist es unbedingt notwendig, sich von einem Arzt untersuchen zu lassen. Das gilt vor allem für Kreuzschmerzen, die länger anhalten oder immer wieder auftreten. Eines aber können Sie auf jeden Fall selber tun: Sie können vorbeugen. Man weiß aus zahlreichen Studien, dass gezielte Bewegung eine deutliche Verbesserung der Schmerzen bei Betroffenen bewirkt. Um wie viel wirkungsvoller muss es dann erst sein, rechtzeitig – also noch bevor Probleme auftauchen – etwas für sein Kreuz zu tun.

Wir alle wollen alt werden. Das bedeutet natürlich auch, dass unser Körper altert. Wie schnell er aber altert und wie viel Probleme er uns damit verursacht, liegt sehr oft in unserer eigenen Hand. Es ist übrigens nie zu spät, etwas dagegen zu tun.

# WAS UNS
# AUFRECHT HÄLT

*Die Wirbelsäule ermöglicht uns den aufrechten Gang. Sie besteht aus unzähligen Bausteinen, die reibungslos zusammenspielen müssen, damit wir beschwerdefrei gehen, stehen und liegen können.*

*Wenn man einen Blick auf den Rücken in seiner Gesamtheit wirft, wird einem klar, dass dieses komplexe System auch anfällig ist. Schädigt man auch nur einen Teil, so muss man mit negativen Auswirkungen auf den gesamten Bewegungsapparat rechnen.*

*Weil unsere Wirbelsäule aber kein unveränderliches, starres System ist, sondern ein lebendiger Organismus, der ständig ab-, auf- und umgebaut wird, können wir zum Beispiel mit entsprechender Änderung unserer Lebensweise auch vieles wieder bessern.*

# DIE WIRBEL

33 Wirbel bilden das knöcherne Gerüst unserer Wirbelsäule. Aus sieben besteht die Halswirbelsäule, zwölf ent-
fallen auf die Brustwirbelsäule und fünf bezeichnet man
als Lendenwirbel. Die restlichen neun am unteren Ende
der Wirbelsäule sind zum Kreuz- und Steißbein zusam-
mengewachsen.

Je nach Art der Bewegung werden die verschiedenen
Teile stärker oder weniger stark beansprucht.

Der Hals kann relativ unabhängig vom übrigen Rücken
gedreht und nach vorne oder hinten gebeugt werden. Die Brustwirbelsäule
macht vor allem Drehbewegungen und
seitliches Beugen des Rumpfes möglich. Für die Beugung des Körpers ist
die Lendenwirbelsäule maßgeblich.

Verbunden sind die einzelnen Wirbel jeweils
durch vier Wirbelgelenke, die für die nötige
Beweglichkeit der Wirbelsäule sorgen.

Diese Wirbelgelenke sind mit einer Vielzahl
von Nerven überzogen, von der die Wirbelsäule gesteuert wird. Wenn man nun
die Wirbel überlastet oder durch Fehlhaltungen dauernd falsch belastet, reagieren
sie mit heftigen Schmerzen. Meist versuchen wir durch Ausweichen in der Bewegung diesem Schmerz zu entkommen und
geraten dadurch in einen wahren Teufels-
kreis, der zu noch stärkeren Verspannungen, einer weiteren Fehlhaltung
und damit zu neuen Schmerzen führt.

# DIE BANDSCHEIBEN

Wir wissen, dass wir mit den Jahren immer kleiner werden, und dass unser Körper am Morgen etwas größer ist als am Abend. Der Grund dafür sind unsere Bandscheiben, die die Funktion eines »Stoßdämpfers« haben. Sie sind eingefügt zwischen den Wirbelkörpern und bestehen aus einem elastischen Faserring und einem gallertartigen Kern in der Mitte, der bei Bewegungen leicht hin und her gleitet. Im Unterschied zu den Wirbelkörpern und den Muskeln in unserem Rücken enthält die Bandscheibe beim erwachsenen Menschen keine eigenen Blutgefäße, die sie ernähren. Sie verhält sich ähnlich wie ein Schwamm, der von einer dünnen Knorpelschicht zwischen den Knorpeln und von den Wirbelkörpern nährstoffhaltige Flüssigkeit ansaugt. Wenn man liegt und die Bandscheiben entlastet sind, nehmen sie Flüssigkeit auf. Belastet man sie beim Gehen, Sitzen und Stehen, geben sie die Flüssigkeit allmählich wieder ab. Und weil sie am Morgen nach dem Liegen vollgesogen sind, sind wir etwas größer.

Mit den Jahren nimmt die Quellfähigkeit der Bandscheiben langsam aber sicher ab, der Zwischenraum zwischen den einzelnen Wirbeln verkleinert sich, wir leiden unter Abnützungserscheinungen. Deshalb ist es besonders wichtig, die Bandscheiben abwechselnd zu be- und zu entlasten. Der ständige Wechsel hält sie länger leistungsfähig. Ebenso wichtig für die Bandscheiben ist es, falsche Haltung oder unnatürliche Bewegungen zu vermeiden, um sie vor Verformung zu schützen.

Unsere Bandscheiben müssen größten Belastungen standhalten. Sogar beim Liegen wirken etwa 25 kg Druck auf die Lendenwirbelsäule ein. Beim Stehen werden sie mit 100 kg belastet, und wenn wir eine Last von 50 kg falsch heben, entsteht ein Druck von über 700 kg.

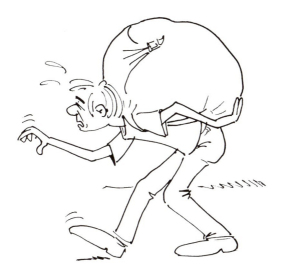

# DIE RÜCKENMUSKULATUR

Mehr als 300 Muskeln sind notwendig, damit wir unsere Wirbelsäule bewegen können. Unsere Rückenmuskulatur ist außerordentlich stark. Sie setzt sich aus vielen kurzen, langen, großen und kleinen Einzelmuskeln zusammen. Die oberflächlichen Muskeln ziehen von der Wirbelsäule zum Kopf, zu den Schultern und zu den Oberarmen. Wir spüren sie oft schmerzhaft, wenn der Nacken verspannt ist. Sie stablilisieren die Wirbelsäule vor allem bei Dreh- und Hebebewegungen.

Die langen Wirbelsäulenaufrichter, die aus vielen einzelnen, über die gesamte Länge des Rückens verteilten Muskeln bestehen, halten unsere Wirbelsäule gerade. Sie werden besonders aktiv beim Tragen, beim Heben und beim Drücken und Schieben von Lasten. Legt man sich auf den Bauch und versucht den Oberkörper ohne Hilfe der Hände anzuheben, spürt man die Wirbelsäulenaufrichter als dicke Wülste entlang der Wirbelsäule.

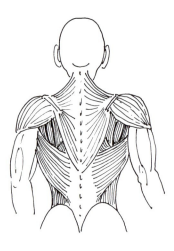

Die kurzen Rückenmuskeln werden aktiv, wenn wir uns zur Seite beugen, aber auch, wenn wir uns umdrehen oder nach hinten schauen. Überraschend ist vielleicht, dass auch die Bauchmuskeln einen wichtigen Beitrag leisten beim Aufrechthalten unserer Wirbelsäule. Schlaffe Bauchmuskeln bewirken zum Beispiel das pathologische Hohlkreuz. Aber auch die Gesäß- und die Oberschenkelmuskeln sind wichtige Gegenspieler, die uns im Gleichgewicht halten und unser Becken vor Fehlstellung bewahren.

## UNSER RÜCKEN LEBT VON BEWEGUNG

Ein bewohntes Haus zeigt mit den Jahren da und dort Abnützungserscheinungen. Ein Haus jedoch, das lange leer steht, zeigt nicht bloß Abnützungserscheinungen, sondern es verfällt richtiggehend. So ähnlich ist es auch mit unserem Körper. Zwar fordert das Leben seinen Preis und die eine oder andere Abnützungserscheinung ist nicht zu verhindern, aber nur der Stillstand führt zum Verfall. Muskeln, die nicht gefordert werden, verkürzen sich und verlieren ihre Funktionsfähigkeit.

Wir verbringen den Großteil des Tages damit, unserem Rücken zu schaden. Viele von uns sitzen mit kurzen Unterbrechungen von morgens bis abends – wir fahren mit dem Auto zur Arbeit, sitzen dort stundenlang am Schreibtisch, mittags sitzen wir in der Kantine und nach der Arbeit am Stammtisch oder vor dem Fernseher. Rolltreppen und Aufzüge ersparen uns das Stiegensteigen und jedes Bankerl verlockt dazu, einen Sitzplatz zu ergattern. Im gleichen Maße, wie die Schädigung unseres Bewegungsapparates durch Schwerstarbeit gesunken ist, machen sich die Schäden breit, die unser bequemes Leben verursacht. Körperliche Untätigkeit schont unsere Wirbelsäule nicht. Vielmehr bewirkt sie, dass Knochen, Muskeln, Gelenke und Bandscheiben verkümmern. Unsere Neigung, uns wenig zu bewegen, dafür um so mehr zu essen, trägt ein Übriges zu unseren Schwierigkeiten bei. Übergewicht belastet den gesamten Bewegungsapparat und Bandscheiben, Muskeln und Bänder sind einem zusätzlichen Druck ausgesetzt.

Sowohl mangelnde Bewegung als auch falsche Bewegung verursachen mit der Zeit schmerzhafte Beeinträchtigungen.

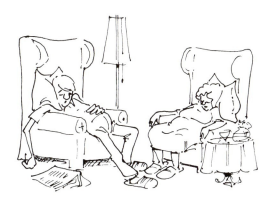

Fangen wir mit dem Bequemsten an, dem Liegen. Im Liegen kann sich der Rücken am besten entspannen. Wenn am Morgen trotzdem viele Menschen von Kreuzweh geplagt werden, kann das verschiedene Ursachen haben. Zum einen kann es die falsche Matratze sein. Sie sollten sie vor dem Kauf unbedingt auf ihre Festigkeit testen. Je schwerer Sie sind, desto fester muss die Matratze sein. So verlockend der weiche, große Kuschelpolster auch sein mag, Ihrem Kreuz tut er nicht gut. Er sollte eher fest und gerade so hoch sein, dass Ihre Halswirbelsäule beim Liegen nicht abgeknickt wird. Schlafen Sie gerne auf der Seite, dann legen Sie das obere Bein angewinkelt auf die Matratze und strecken das untere Bein aus. In dieser Lage kann die Wirbelsäule ihre natürliche Krümmung einnehmen. Menschen, die in der Früh beim ersten Läuten des Weckers aus dem Bett springen, mögen zwar als besonders dynamisch gelten, ihrem Kreuz helfen sie damit aber nicht. Man sollte sich eher ein Beispiel an den Katzen nehmen und sich im Bett genüsslich recken und strecken. Wenn Sie sich für einige Minuten auf den Bauch legen, tut das Ihrer Wirbelsäule

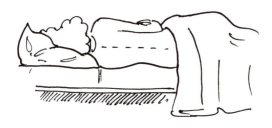

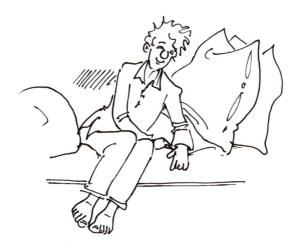

besonders gut. Wollen Sie dann aus der Rückenlage aufstehen, so stellen Sie erst die Beine auf und drehen dann den ganzen Körper zur Bettseite. Stützen Sie sich beim Aufrichten auf den Ellenbogen ab und stellen Sie gleichzeitig die Füße auf den Boden. So verhindern Sie ein schmerzhaftes Verdrehen Ihrer Wirbelsäule. Aber auch, wer diese Punkte beachtet, ist am Morgen nicht davor gefeit, mit schmerzendem Kreuz aufzuwachen. Unsere Wirbelsäule präsentiert uns dann die Rechnung für die falsche Behandlung, die wir ihr tagsüber zumuten.

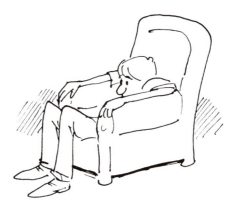

Als Faustregel gilt: Je weicher Sie sitzen, desto stärker belasten Sie Ihre Wirbelsäule. Beim Lümmeln auf der weichen Couch machen Sie einen runden Rücken. Dadurch kippt das Becken nach hinten und die Wirbelsäulenbänder, die Wirbelgelenke und die Bandscheiben werden stark belastet. Das ist aber noch nicht alles: Wenn Sie mit rundem Rücken dasitzen und geradeaus schauen – zum Fernseher zum Beispiel –, müssen Sie die Halswirbelsäule extrem überstrecken. Das führt zu einer starken Verspannung der Schulter- und Nackenmuskeln und kann unter Umständen auch der Auslöser für Kopfschmerzen sein. Wenn Sie immer wieder mit rundem Rücken sitzen, verkürzen sich einige Muskelgruppen und damit wird es für den Körper immer schwieriger, eine aufrechte Haltung einzunehmen. Richtig sitzen kann man eigentlich nur auf einer festen Unterlage, man rutscht vor, bis man die Sitzbeinhöcker spürt, die ungefähr in der Mitte des Gesäßes sind, und richtet das Becken und damit auch den Oberkörper auf. Diese Haltung ist entlastend für die Wirbelsäule. Sie können ungehindert tief atmen und sowohl die Lendenwirbelsäule als auch die Halswirbelsäule können in dieser Stellung ihre natürliche Krümmung einhalten. Weil wir aber oft schon viele Jahre hindurch falsch sitzen, empfinden wir richtiges Sitzen oft als anstrengend. Es gilt daher, einen Kompromiss zu finden. Wer lange sitzen muss, sollte zwischendurch immer wieder wenigstens für einige Minuten die richtige Sitzhaltung einnehmen. Schon damit kräftigt man die Rückenmuskulatur und das wiederum macht richtiges Sitzen weniger anstrengend. Die Beine sollten mit der ganzen Fußfläche bequem am Boden stehen und leicht gespreizt sein. Wenn Sie sich nun im Sitzen zur Seite neigen – z. B. um etwas aus einer Lade zu holen –, dann vergessen Sie bitte nicht, Ihre Beine mitzuneigen. Versuchen Sie den Unterschied. Wenn Sie die Beine stehen lassen und nur Ihren Oberkörper drehen, spüren Sie die Belastung massiv im Kreuz. Neigen Sie hingegen Ihre Knie ebenfalls zur Seite, bleibt Ihre Wirbelsäule gerade.

Beim Fernsehen verzichtet keiner gerne auf den weichen Polstersessel. Sie können Ihrem Kreuz aber damit helfen, dass Sie es mit einem zusätzlichen Kissen unterstützen. Natürlich können Sie sich zur Entspannung auch auf das Sofa legen und die Beine etwas hochlagern.

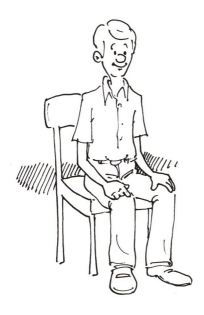

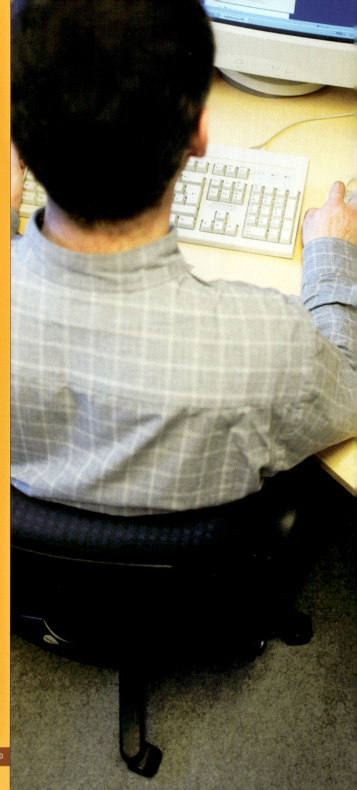

# RICHTIG SITZEN IM BÜRO

Moderne Bürosessel lassen sich verstellen, und das sollte jeder für seine Zwecke nützen. Ein ergonomischer Sessel sollte höhenverstellbar sein, damit man ihn an unterschiedliche Beinlängen anpassen kann. Die Rückenlehne, die die natürliche Krümmung der Lendenwirbelsäule unterstützt, sollte im Idealfall bis unter die Schulterblätter reichen. Beim Schreiben oder Lesen sollten Sie sich nicht über die Arbeitsfläche neigen, sondern die Wirbelsäule möglichst gerade halten. Eine leicht schräge Arbeitsfläche ist vorteilhafter als eine gerade. Auf jeden Fall muss sie genau so hoch sein, dass Sie die Ellenbogen im rechten Winkel auflegen können.

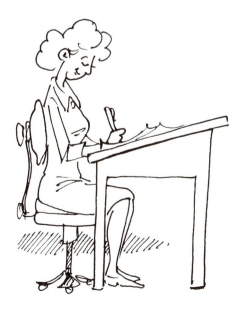

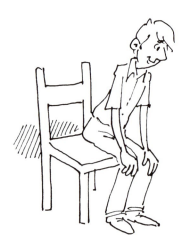

## RICHTIG AUFSTEHEN UND HINSETZEN

Eigentlich sollte man meinen, dass wir etwas, was wir jeden Tag viele Male praktizieren, auch richtig machen. Weit gefehlt. Es gilt nämlich auch hier das Motto »Halten Sie Ihre Wirbelsäule gerade«. Wenn Sie sich z.B. auf die Couch fallen lassen, knicken Sie die Lendenwirbelsäule ruckartig ab. Wenn Sie von einem Sessel ruckartig aufspringen, was wahrscheinlich seltener passiert, versetzt das der Lendenwirbelsäule einen heftigen Schlag. Die Folgen bekommen Sie vielleicht nicht sofort zu spüren, aber wenn Sie oft genug beim Aufstehen und Hinsetzen Fehler gemacht haben, rächt sich Ihr Kreuz mit heftigen Schmerzen. Spannen Sie beim Hinsetzen Ihre Oberschenkel und die Gesäßmuskeln an, achten Sie darauf, dass Ihre Wirbelsäule nicht rund wird, sondern gestreckt bleibt. Wenn Sie jedes Mal beim Hinsetzen daran denken, schonen Sie nicht nur Ihr Kreuz, sondern halten auch Ihre Muskulatur fit und den Po knackig. Beim Aufstehen ist es am einfachsten, sich mit den Armen auf den Lehnen abzustützen. Wenn es die nicht gibt, können Sie auch das Knie als Stütze verwenden. Auch wenn Sie den Oberkörper leicht nach vorne neigen, bleibt die Wirbelsäule dabei gestreckt.

# RICHTIG STEHEN

Die Betrachtung einer Gruppe stehender, zwanglos plaudernder Menschen liefert eine Fülle von Anschauungsmaterial, wie man nicht stehen sollte. Meist ist der Kopf leicht geneigt, die Schultern hängen herunter und der Rücken ist rund. In dieser Haltung werden Wirbelsäule und Rückenmuskeln stark belastet. Auch das alte Rezept »Brust heraus, Bauch hinein, Beine strecken und aufrecht halten« ist nicht hilfreich für unser Kreuz. Wenn Sie längere Zeit stehen müssen, sollten Sie auf keinen Fall die Knie durchstrecken, sondern sie ganz leicht gebeugt halten. Richten Sie Ihre Wirbelsäule auf und halten Sie den Kopf gerade. Das geht am besten, wenn man sich vorstellt, dass einem ein Faden, der in der Mitte des Kopfes befestigt ist, leicht nach oben zieht – ähnlich einer Marionette. Wenn Sie dann auch noch Ihr Gewicht fast unmerklich zwischen Ferse und Zehen hin und her verlagern und schwingen, ähnlich wie ein Schilfrohr in einem leichten Luftzug, dann können Sie lange ohne Ermüdungserscheinungen stehen.

Schuhe mit hohen Absätzen sind immer eine Belastung für das Kreuz. Das nach vorne gekippte Becken verstärkt die Krümmung der Lendenwirbelsäule übermäßig. Stöckelschuhe machen damit alle Versuche, richtig zu stehen, wieder zunichte.

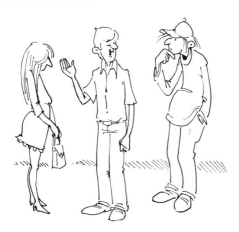

Der Mensch ist weder dazu geboren, lange Zeit hindurch zu sitzen noch zu stehen noch zu liegen. Daraus folgt, dass man so oft wie möglich die Position wechseln sollte. Eigentlich müssten wir uns kleine Kinder zum Vorbild nehmen. Lässt man sie frei entscheiden, so wechseln sie immer wieder und in vergleichsweise kurzer Zeit zwischen sitzen, laufen und stehen. Sagen Sie jetzt nicht, dass man als Erwachsener keine Möglichkeit mehr dazu hätte. Beispielsweise kann man beim Telefonieren genauso gut stehen. Oder versuchen Sie einmal, wenn Sie ein Problem gedanklich lösen wollen, auf und ab zu gehen. Sie werden merken, dass Sie im Gehen um einiges besser denken können als im Sitzen. Es geht also eher darum, bewusst immer wieder Möglichkeiten zu nützen, um wenigstens aufzustehen oder noch besser, ein paar Schritte zu machen.

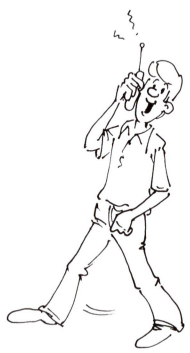

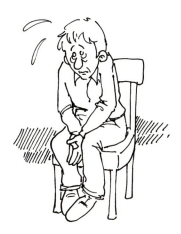

## WENN SIE DIE SEELE
## IM KREUZ SPÜREN

Der Volksmund hat es immer schon gewusst. »Jemand hat viel auf dem Buckel«, »jemand wird von Sorgen niedergedrückt« oder jemand bekommt »das Hackel ins Kreuz«. Diese Redensarten sagen schon, dass sich seelische Belastungen auch auf das Kreuz auswirken. Der Zusammenhang zwischen Psyche und Kreuz, den viele Schulmediziner lange Zeit nicht zur Kenntnis nehmen wollten, zeigt sich auch in der Schmerzempfindlichkeit, die bei jedem Einzelnen ganz unterschiedlich sein kann. Manchmal zeigt ein Röntgenbild bereits schwerste Schäden am Bewegungsapparat, obwohl der Patient keine oder fast keine Schmerzen spürt. Andere leiden unter heftigen Kreuzschmerzen, obwohl sich organisch keine Ursache dafür finden lässt. Bei wiederholten Problemen mit dem Kreuz lohnt es sich also auch, etwaigen psychischen Belastungen auf den Grund zu gehen. Zumal die Psyche auch bei Fehlhaltungen eine große Rolle spielt. Wer bedrückt ist, dem wird es schwer fallen, sich im Sitzen und Gehen aufzurichten und den Kopf nicht hängen zu lassen. Übrigens, einer schlechten Stimmung kann man im wahrsten Sinne des Wortes davonlaufen. Viel Bewegung tut nämlich auch der Seele gut.

# ÜBUNGEN FÜR DAS KREUZ

*Die folgenden Übungen helfen, alle Muskeln fit zu halten, die unser Kreuz stärken. Viele SalzburgerInnen, die in ganz unterschiedlichen Berufen arbeiten, haben sie ausprobiert und für gut befunden. Sie sind auch für ausgesprochene Trainingsmuffel leicht durchzuführen. Es ist nicht notwendig, alle auf einmal zu machen, aber hilfreich, wenn man sie in den Alltag einbaut. Vergessen Sie bei den Übungen aber bitte nicht auf die richtige Atmung, das heißt, im Zustand der Belastung ausatmen und beim Entlasten tief einatmen.*

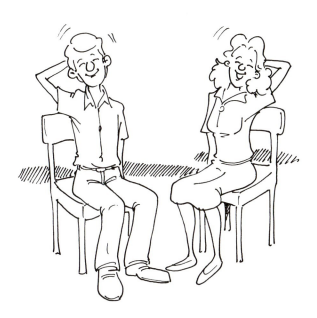

Setzen Sie sich aufrecht in den Sessel und umfassen Sie mit der rechten Hand Ihren Hinterkopf, der linke Arm hängt locker herunter.

Atmen Sie ganz normal ein und aus und ziehen Sie langsam mit dem rechten Arm Ihren Kopf in Richtung rechte Schulter. Sie spüren dann ein angenehmes Ziehen entlang der Halsmuskulatur. Verweilen Sie in dieser Position 15 bis 20 Sekunden und atmen Sie gleichmäßig weiter. Sie spüren dann, wie die Dehnung immer intensiver wird.

Lassen Sie langsam nach und wechseln Sie die Seite. Wenn Sie das gemacht haben, dann haben Sie nur gut eine Minute verbraucht und trotzdem viel für die Entspannung Ihrer Halswirbelsäule getan.

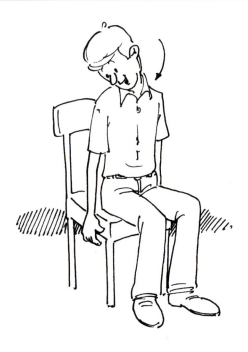

Setzen Sie sich aufrecht hin, die Arme locker lassen und auf die Oberschenkel legen.

Legen Sie nun Ihren Kopf auf die rechte Schulterseite, lassen Sie ihn etwas nach vorne hängen und lassen Sie ihn dann langsam zu Ihrer linken Schulter kreisen.

Dann nicken Sie Ihrer Schulter zu und lassen den Kopf wieder zur rechten Schulter wandern.

Diese Übung sollten Sie einige Male wiederholen.

# ÜBUNG 3

Setzen Sie sich aufrecht hin und schließen Sie
Ihre Hände hinter dem Rücken.

Versuchen Sie nun, die gestreckten Arme leicht
nach oben zu ziehen, sodass sich Ihr Brustmuskel
dehnen kann.

Atmen Sie gleichmäßig über die Nase ein und
über den Mund wieder aus, halten Sie diese
Position 15 bis 20 Sekunden und lösen Sie dann
langsam die Spannung auf.

Anschließend tut es gut, die Schultern leicht zu
kreisen.

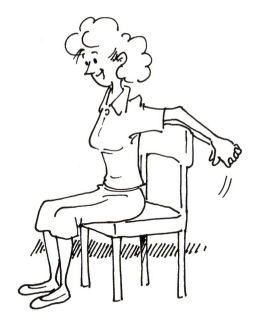

Stehen Sie auf und gehen Sie hinter den Sessel. Bringen Sie Ihre Beine in die leichte Grätschposition und legen Sie Ihre Hände gestreckt auf die Sessellehne. Gehen Sie langsam mit Ihrem Oberkörper nach vorne. Sie spüren ein leichtes Ziehen auf der Oberschenkelrückseite. Atmen Sie gleichmäßig weiter.

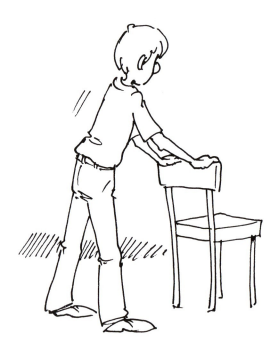

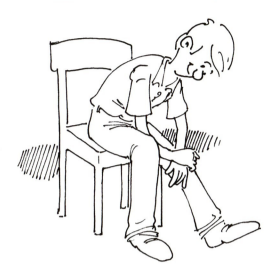

Rutschen Sie auf die Vorderkante Ihres Sessels,
stellen Sie ein Bein im rechten Winkel auf den
Boden, das andere strecken Sie aus, bleiben dabei
aber mit der Ferse auf dem Boden.
Legen Sie nun Ihre Hände auf den Oberschenkel
kurz vor dem Knie. Gehen Sie dann mit Ihrem
Kopf nach unten Richtung Knie und halten Sie
diese Spannung. Nach 20 Sekunden richten Sie sich
langsam wieder auf und wechseln die Seite.
Achtung: Verwenden Sie für diese Übung keinen
Sessel, der Rollen hat.

Stellen Sie sich hin und machen Sie einen großen Ausfallschritt. Das vordere Bein steht rechtwinkelig auf dem Boden, das hintere Bein ist so weit wie möglich nach hinten durchgestreckt.

Schieben Sie nun Ihre Hüfte langsam nach vorne und Sie werden das Dehnungsgefühl in der Leistengegend spüren. Beim Ausatmen versuchen Sie jeweils ein bisschen weiter nach vorne zu drücken. Nach 20 Sekunden wechseln Sie die Position.

Bei dieser Übung ist es wichtig, dass das jeweils vordere Knie immer im rechten Winkel steht, d.h. es darf nicht über die Zehenspitzen hinausragen.

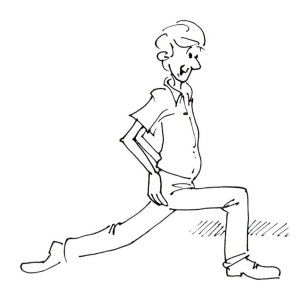

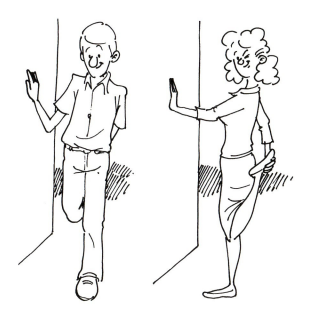

Stellen Sie sich auf das linke Bein, das rechte Bein
winkeln Sie im Kniegelenk ab und umfassen es
mit der rechten Hand. Dann ziehen Sie mit der
rechten Hand Ihre Ferse so weit wie möglich zum
Gesäß.
Sie spüren im rechten Oberschenkel das
Dehnungsgefühl. Bleiben Sie in dieser Position
stehen und kippen Sie das Becken nach hinten
und halten die Dehnungsposition.
Nach ca. 20 Sekunden wechseln Sie das Bein und
wiederholen die Übung.

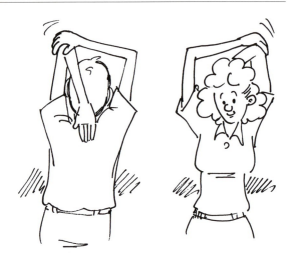

Strecken Sie Ihren rechten Arm nach oben und greifen Sie dann mit der Handfläche hinten zwischen die Schulterblätter. Greifen Sie nun mit dem linken Arm über den Kopf und drücken Sie Ihren rechten Arm nach hinten. Wenn Sie es richtig machen, spüren Sie die Dehnung im Bereich der Armrückseite.

Auch diese Position hält man 20 Sekunden an und wechselt dann die Seite.

## ÜBUNG 9

Rutschen Sie auf die vordere Sesselkante und stellen Sie beide Beine rechtwinkelig, hüftbreit auf den Boden. Die Arme hängen locker neben den Oberschenkeln herunter. In dieser Position beugen Sie langsam den Oberkörper nach vorne und rollen den Kopf Richtung Oberschenkel und Knie ab.
Halten Sie in dieser Position die Dehnung und richten Sie dann Ihren Oberkörper langsam Wirbel für Wirbel wieder auf. Dann lockern Sie Ihre Schultern aus.

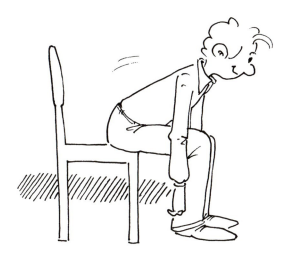

Muskeln, die man längere Zeit hindurch gleichförmig belastet, reagieren mit Ermüdung und Verspannung. Das können Sie einfach testen. Stellen Sie sich z. B. auf ein Bein und halten Sie das zweite abgewinkelt hoch. Schon nach relativ kurzer Zeit spüren Sie die Anstrengung, Ihr Oberschenkelmuskel beginnen zu schmerzen. Machen Sie das hingegen im Wechsel – einmal rechts, einmal links, einmal rechts, einmal links ... – dann merken Sie die Anstrengung erst sehr viel später. Und genau so verhält es sich mit unserer Wirbelsäule. Jede Haltung, die Sie für längere Zeit unverändert einnehmen, belastet bestimmte Teile Ihrer Wirbelsäule außergewöhnlich stark. Wenn man also – und das ist ja im Alltag ziemlich häufig der Fall – gezwungen ist, über einen längeren Zeitraum eine ganz bestimmte Haltung einzunehmen, weil es etwa der Beruf verlangt, dann sollte man wenigstens immer wieder kleine Pausen machen. Das heißt z. B. kurz vom Schreibtisch aufstehen, oder bei einem Beruf, wo man hauptsächlich steht, sich immer wieder einmal anlehnen oder kurz hinsetzen.

Wir können unserer Wirbelsäule nur in den seltensten Fällen die Belastung ersparen. Aber was wir sehr oft steuern können, ist der Grad der Belastung. Sie werden kaum Schwierigkeiten haben, ein Zwei-Kilo-Sackerl in der Hand zu tragen. Wenn Sie allerdings versuchen, das gleiche Gewicht an den ausgestreckten Zeigefinger Ihrer Hand zu hängen, werden Sie scheitern. Sie werden jetzt zu Recht einwenden, dass ja wohl kaum jemand auf die dumme Idee kommen wird, auf den gestreckten Zeigefinger ein Zwei-Kilo-Sackerl hängen zu wollen. Nun, wenn es um unsere Wirbelsäule geht, kommen wir auf allerlei dumme Ideen, die uns im Alltag eine unnötige Belastung bescheren.

## BÜCKEN

Gleich, ob wir unsere Schuhe binden, etwas aufheben oder etwas auf den Boden stellen: wir bücken uns, nicht einmal sondern viele Male pro Tag. Und meist machen wir das mit rundem Rücken und damit falsch. Jedes falsche Bücken belastet unsere Wirbelsäule übermäßig, und das kann kleine Schäden verursachen, deren Summe über kurz oder lang zu Kreuzschmerzen führt.

Es gibt zwei Möglichkeiten, sich richtig zu bücken. Entweder mit geradem Oberkörper oder mit vorgeneigtem Oberkörper. Welche Variante für Sie die beste ist, entscheidet Ihr Körperbau. Menschen mit eher langem Oberkörper und eher kurzen Beinen sollten Knie und Hüftgelenke beugen und mit gestreckter Wirbelsäule, das heißt mit geradem Oberkörper, nach unten gehen. Wenn Sie aber zu den Menschen zählen, die besonders lange Beine und Oberschenkel haben, sollten Sie sich horizontal bücken, das heißt, Sie neigen den Oberkörper vor, ohne den Rücken dabei rund zu machen, und führen die Bewegung aus der Hüfte und den Kniegelenken durch. Am einfachsten ist es, wenn man sich dabei entweder an einem Gegenstand oder auch am eigenen Knie abstützt.

Stellen Sie sich eine Kiste Bier am Boden vor und an der Seite eine Anrichte, auf die Sie die Bierkiste heben möchten. Wenn Sie nun die Knie durchgestreckt halten, sich hinunter beugen, mit einem Ruck die Kiste anheben und sich während des Hebens Richtung Anrichte drehen, dann ist das ungefähr das Schlimmste, was Sie Ihrer Wirbelsäule antun können. Die Belastung ist extrem hoch und ein sogenannter Hexenschuss geradezu vorprogrammiert.

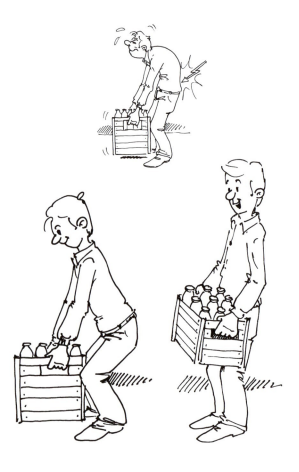

Wenn Sie eine Last heben, dann ist es erst einmal ganz wichtig, den Lastarm so kurz wie möglich zu halten. Das heißt, dass man ganz nahe an die Last herangehen soll. Man stellt sich breitbeinig hin und geht in die Knie. Dabei drückt man die Knie leicht nach außen. Die Wirbelsäule bleibt gerade, stattdessen spannt man die Bauchmuskeln kräftig an. Sie sollten die Last nicht ruckartig anheben, sondern langsam und kontinuierlich und dabei tief aus- und einatmen. Übrigens sollten Sie im Moment des Anhebens tief ausatmen, weil Sie so mehr Kraft haben. Während des Hebens sollten Sie sich auf keinen Fall drehen, denn dadurch werden Bandscheiben, Bänder und Wirbelgelenke mehr belastet, als sie vertragen können.

## TRAGEN

In manchen Kulturen ist es üblich, Lasten auf dem Kopf zu tragen. Diese Menschen bewundern wir meist für ihre ausgesprochen schöne Körperhaltung. Auch wenn es noch so körpergerecht wäre, Sie werden vermutlich auch in Zukunft Ihren Einkauf nicht auf dem Kopf nach Hause tragen. Tragen belastet natürlich unsere Wirbelsäule, aber man kann diese Belastung in Grenzen halten, wenn man einige Punkte beachtet. Erst einmal sollte man die Last möglichst körpernah mit beiden Händen tragen. Die schwere Einkaufstasche macht Ihnen also weniger zu schaffen, wenn Sie sie nicht in der Hand tragen, sondern sie an die Brust nehmen und mit beiden Armen umschlingen. Auf jeden Fall gilt auch hier: Rücken gerade halten, weder nach vorne beugen noch nach hinten ausweichen. Besser ist es aber, auch beim Einkaufen auf den guten alten Rucksack zurückzugreifen. Kinder sollten auf keinen Fall darauf verzichten, ihre Schultasche auf dem Rücken zu tragen. Bei modischen Rucksackschultaschen sollten die Eltern darauf achten, dass die Rückwand stabil ist und dass die Schulbücher gleichmäßig verteilt sind. Da das kindliche Skelett noch nicht ausreichend gefestigt ist, gilt es, Frühschäden bewusst zu vermeiden.

Wenn es sich beim Einkaufen nicht vermeiden lässt, das Sackerl nach Hause zu schleppen, dann teilen Sie die Last unbedingt gleichmäßig auf zwei Sackerl auf. Wer beispielsweise Probleme mit seiner Hüfte hat, spürt, dass jede einseitige Belastung, auch wenn sie nicht sehr hoch ist, zu schmerzhaften Problemen führt. Aber auch, wenn Sie noch gesund sind und kein Schmerz Sie warnt, sollten Sie daran denken, dass Sie Ihrer Wirbelsäule mit einseitiger Belastung Schaden zufügen.

# ARBEIT
# IM HAUSHALT

*Wenn man schnell eine Liste machen müsste mit Arbeiten, die unser Kreuz sehr stark belasten und auf Dauer auch schädigen, dann fällt einem wahrscheinlich ganz zuoberst die schwere Arbeit am Bau ein, Möbel transportieren oder Ähnliches. Auf die Idee, dass auch die ganz normale, alltägliche Hausarbeit die Wirbelsäule ganz schön überbeanspruchen kann, kommt man hingegen nicht so ohne weiteres. Aber es ist so und alle, die schon unter Rückenproblemen leiden, wissen das aus eigener, schmerzhafter Erfahrung. Glücklicherweise kann man gerade im Haushalt sehr viel tun, um das Kreuz zu schonen. Auch hier gilt: »Gewusst wie ist schon die halbe Vorbeugung«.*

# ABWASCHEN

Wenn Sie einen Geschirrspüler haben, dann ersparen Sie sich zwar das lästige Abwaschen, aber Ihrem Kreuz nicht das Bücken. Da Sie aber inzwischen wissen, wie man das richtig macht, sollte das kein Problem sein. Anders schaut es aus, wenn Sie Ihr Geschirr mit der Hand im Becken waschen. Küchen sind meist für Menschen mit durchschnittlicher Größe ausgerichtet. Wenn Sie dem Durchschnitt davongewachsen sind, bedeutet das, dass die Abwaschbecken für Sie eigentlich zu tief angebracht sind. Wenn Sie nun mit rundem Rücken und leicht geneigtem Kopf Ihr Geschirr reinigen, werden Sie die Verspannung, die zu Fehlhaltungen führt, vielleicht nicht sofort spüren, aber über kurz oder lang rächt sich der Rücken mit Schmerzen. Am besten stellt man sich mit leicht gegrätschten Beinen in Schrittstellung vor das Becken, oder man beugt die Knie leicht an und lehnt sich mit den Hüften gegen das Becken. Versuchen Sie Ihren Rücken immer gerade zu halten und heben Sie zwischendurch auch immer wieder den Kopf. Wenn Sie schon starke Probleme mit Ihrem Kreuz haben, dann sollte man am besten einen hüfthohen Pendelhocker als Hilfe verwenden. Der leistet übrigens auch beim Bügeln gute Dienste.

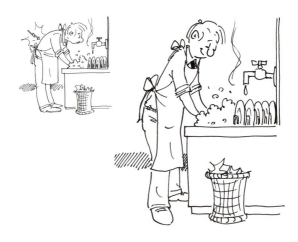

# STAUBSAUGEN

Auch Staubsaugen ist eine Tätigkeit, die, gleich ob man sie gern oder ungern tut, sehr ins Kreuz gehen kann, wenn das Saugrohr zu kurz ist. Achten Sie darauf, dass der Griff so lang ist, dass Sie Ihren Rücken nicht beugen müssen, und nehmen Sie beim Arbeiten immer Schritt-stellung ein. Das Gleiche gilt übrigens auch, wenn Sie mit einem Besen dem Schmutz zu Leibe rücken, oder wenn Sie im Garten mit einer Harke arbeiten.

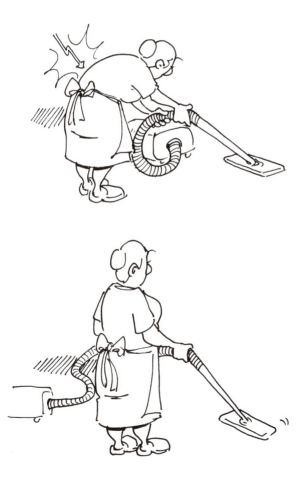

Naturgemäß spielt sich im Garten die meiste Arbeit bodennahe ab und so manchem begeisterten Hobbygärtner sieht man am Montag am schmerzverzerrten Gesicht an, dass er das Wochenende der Gartenarbeit gewidmet hat. Pflanzen, säen und Unkraut zupfen, ziehen, falsch ausgeführt, sehr oft Kreuzschmerzen nach sich. Das können Sie am besten verhindern, wenn Sie sich beim Arbeiten hinknien. Nehmen Sie eine weiche Unterlage, knien Sie sich mit einem Bein darauf und stellen Sie das zweite rechtwinkelig davor auf den Boden. Achten Sie darauf, dass Sie Ihren Oberkörper beim Nach-vorne-Neigen möglichst gerade halten. Wenn Sie länger in dieser Position arbeiten und Sie Ihr Kreuz bereits spüren, dann ist es ratsam, zwischendurch eine einfache und schnelle Entspannungsübung zu machen. Stellen Sie sich hüftbreit mit gestreckter Wirbelsäule hin und stützen Sie die Hände an der hinteren Beckenseite so ab, dass die Handinnenflächen rechts und links neben dem Kreuzbein liegen und die Fingerspitzen nach unten zeigen. Strecken Sie sich nun Richtung Himmel und beugen Sie den Kopf und den Rücken so weit nach hinten, bis Sie in Ihrer Körpervorderseite ein Ziehen spüren. Halten Sie diese Stellung ungefähr eine Minute und gehen Sie dann langsam in die Ausgangslage zurück. Wenn Sie diese Übung noch einmal wiederholen, werden Sie die wohltuende Wirkung sofort merken.

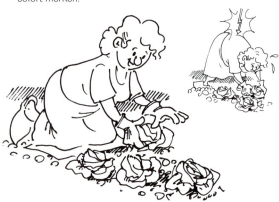

# ZÄHNEPUTZEN

Genau genommen sollte man Zähne putzen ja nicht als Arbeit betrachten. Aber wenn Sie täglich zwei Mal Ihre Zähne putzen, und das in falscher Haltung, dann wird auch diese einfache Tätigkeit zur Arbeit – nämlich für Ihre Wirbelsäule. Stellen Sie sich also mit leicht gegrätschten Beinen in Schrittstellung zum Waschbecken, nehmen Sie die Schultern zurück, heben Sie den Kopf und schauen Sie sich ruhig im Spiegel zu beim Zähneputzen. Und nicht vergessen, wenn Sie fertig sind, dann sollten Sie sich ein breites Lächeln gönnen, das weckt früh am Morgen die Lebensgeister und schließt den Tag versöhnlich ab.

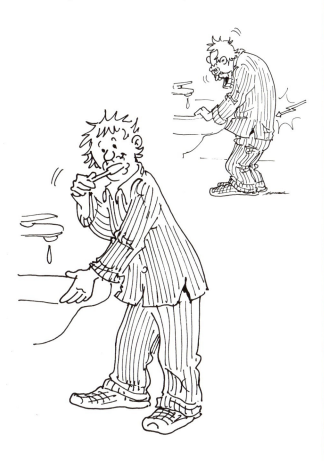

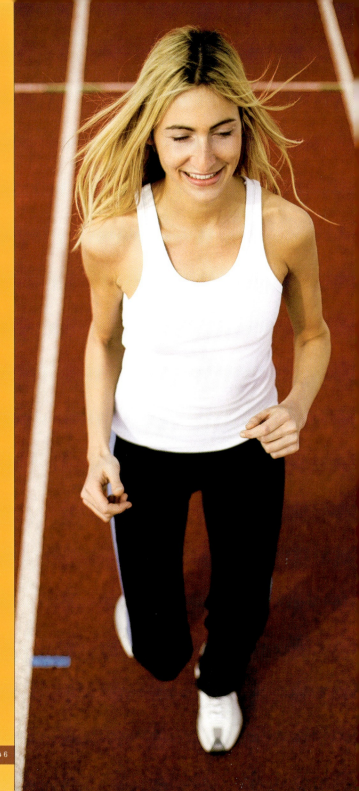

# BEWEGUNG UND SPORT

Bewegung ist Leben, heißt es immer wieder, und das gilt natürlich auch ganz stark für unseren Rücken. Verschiedene Sportarten eignen sich hervorragend, um Rückenbeschwerden vorzubeugen oder um bereits bestehende Probleme zu verbessern. Aber nicht jede Sportart eignet sich dafür gleichermaßen.

Viele Mannschaftssportarten z. B. sind für Menschen mit Rückenproblemen ungeeignet, weil sie ruckartige Bewegungen verlangen oder Drehungen und kurzzeitige Überbelastungen bringen. Besonders vorsichtig muss man bei Spielen in Hallen sein. weil dort die Böden in der Regel viel härter sind als im Freien.

Auch Sportarten wie Speerwerfen, Gewichtheben, Geräteturnen und Trampolinspringen schaden dem Kreuz mehr, als sie nutzen. Sogar das gemächlich wirkende Golfspielen wird von den Sportmedizinern nicht empfohlen, wenn man schon einmal Probleme mit der Wirbelsäule gehabt hat. Es kommt dabei nämlich zu starken Verwindungen und zur Förderung eines Hohlkreuzes.

Bei Tennis kommt es sehr darauf an, wie man es macht. Wenn man die Technik richtig beherrscht und die Sache eher gemütlich angeht, ist die Belastung für das Kreuz erträglich. Das gilt aber nur dann, wenn Sie einigermaßen trainiert sind, das heißt, wenn Ihre Becken-, Bauch- und Rückenmuskulatur kräftig genug ist, um Ihren Rumpf zu stabilisieren. Ungeeignet ist auch das Rudern, weil es die Wirbelsäule sehr belastet. Das gilt nicht nur für das tatsächliche Rudern im Boot auf dem See, sondern auch für die entsprechenden Geräte im Fitnesscenter. Wenig ratsam ist es auch, beim Squash brillieren zu wollen. Die schnellen Bewegungsabläufe sind ebenfalls eine Belastung für unsere Wirbelsäule.

Regelmäßige Gymnastik wird zwar immer empfohlen, um den Körper geschmeidig zu halten, muss aber nicht unbedingt gut für unsere Wirbelsäule sein. Von in früheren Zeiten so beliebten Übungen wie Klappmesser oder

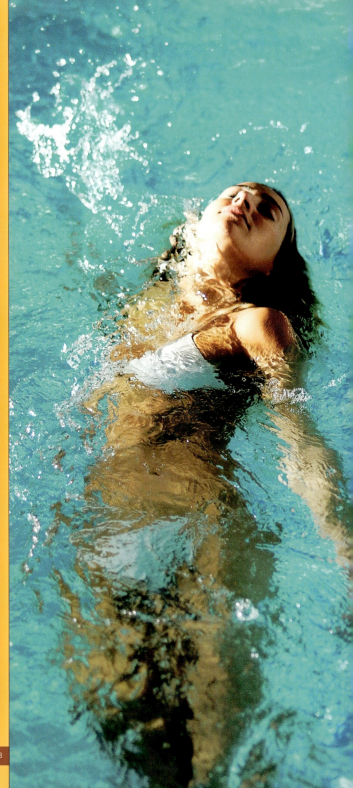

Sit-ups weiß man inzwischen, dass sie denkbar ungeeignet sind, um unser Kreuz zu stabilisieren. Gymnastikarten, die eine extreme Beweglichkeit der Wirbelsäule zum Ziel haben, sollten Sie vermeiden. Bei Problemen mit dem Kreuz sollten Sie sich unbedingt von einem Sportarzt oder Physiotherapeuten beraten lassen, welche Bewegungsarten Ihnen nützen und welche Ihre Probleme eher noch verstärken können.

## GEHEN UND LAUFEN

Wenn es darum geht, einen idealen Ausgleich für unsere strapazierte Wirbelsäule zu finden, dann steht an erster Stelle Gehen, Wandern und Laufen in der freien Natur. Die Bewegung auf weichem unebenen Boden, die rhythmische Belastung und Entlastung der Gelenke, Bänder und Bandscheiben sorgt für die notwendige Kräftigung der Muskulatur. Aber auch da gibt es einige Tipps zu beachten: Zum Beispiel sollte die Wirbelsäule beim Gehen und Laufen möglichst gerade sein. Das erreicht man am besten, wenn man in der Ferne ein feststehendes Ziel fixiert – z.B. einen Baum – und ihn ständig im Auge behält. Ziehen Sie Ihre Schultern beim Gehen nicht hoch, aber versuchen Sie sie leicht zurückzunehmen. Das kräftigt den Brustkorb und erleichtert das Atmen.

## SCHWIMMEN

Schwimmen ist eine Sportart, die uns hilft, unangenehmen Rückenbeschwerden vorzubeugen. Das erreichen Sie am besten, wenn Sie Rückenschwimmen oder Kraulen. Vorsicht ist hingegen beim Brustschwimmen gebo-

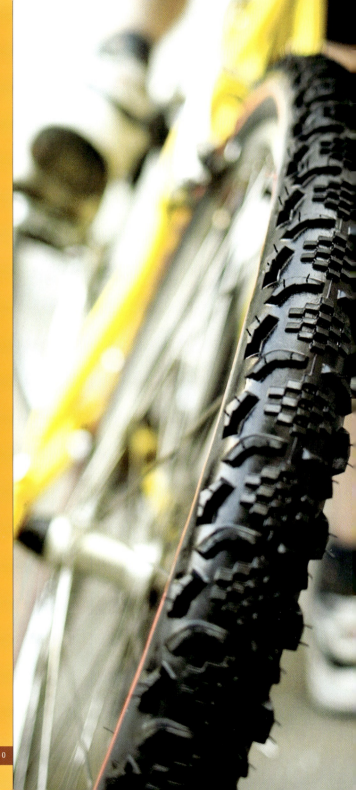

ten. Wenn Sie den Kopf über Wasser halten, belasten Sie nämlich Ihre Wirbelsäule übermäßig stark. Achten Sie also darauf, dass Ihre Wirbelsäule beim Schwimmen gestreckt ist, und das erreichen Sie, wenn Sie den Kopf nach jedem Atemholen ins Wasser eintauchen. Der so genannte Schmetterlingstil ist bei Rückenbeschwerden nicht zu empfehlen.

## RADFAHREN

Radfahren hat sich inzwischen zu einer der beliebtesten Ausgleichssportarten entwickelt. Wenn Sie ein Rad mit möglichst hohem Lenker verwenden, dann tut das auch Ihrem Rücken gut. Denn auch hier gilt: Rücken gestreckt halten. Rennräder hingegen führen häufig zu Rückenbeschwerden durch die starke Beugung. Wenn Sie also mit einem Rennrad unterwegs sind, sollten Sie unbedingt für Ausgleich sorgen und Ihre Wirbelsäule mit Pausen, in denen Sie Dehn- und Streckübungen machen, entlasten.

## SKIFAHREN

Schilanglaufen ist für die Wirbelsäule wesentlich anstrengender als alpines Schifahren. Langlaufen im klassischen Stil führt durch das ständige Nach-vorne-Neigen häufig zu Beschwerden im Lendenwirbelbereich. Besser ist die Situation beim Skaten, weil man sich da immer wieder aufrichtet. Am wenigsten belastet wird Ihre Wirbelsäule beim alpinen Schifahren, und zwar dann, wenn Sie Ihren Oberkörper möglichst aufrecht halten. Das ändert sich aber schlagartig, wenn Sie versuchen in Abfahrtshaltung über die Piste zu rasen, oder Buckelpisten bevorzugen.

# REITEN

Passionierte Reiter behaupten, dass für sie das Glück der Erde auf dem Rücken der Pferde läge. Ob das wirklich so ist, ist schwer zu beurteilen, aber eines ist sicher, Reiten stärkt den eigenen Rücken. Beim Antreiben des Pferdes kräftigt man Becken- und Gesäßmuskeln, und von der aufrechten Haltung profitieren Bauch- und Rückenmuskeln gleichermaßen.

# AQUAJOGGING

Besonders empfehlenswert ist eine neue Sportart, die sich Aquajogging nennt. Dabei ahmt man entweder im brusttiefen Wasser Laufbewegungen nach oder man verwendet im tieferen Wasser eine sogenannte Auftriebshilfe. Auf jeden Fall ist es eine gute, wenn nicht überhaupt die beste Methode, die Wirbelsäule zu entspannen und zu entlasten. Ohne Schweiß aber mit viel Vergnügen trainieren Sie Ihre Muskeln und verbessern die Beweglichkeit Ihrer Wirbelsäule.

## Tipp:

*Gleich welche Sportart Sie ausüben, sollte an erster Stelle die Freude an der Bewegung und die Erholung kommen.*
*Übertriebener Ehrgeiz führt zu Übertreibungen und zu ungesunder Überlastung.*

# ARBEIT, DIE
# INS KREUZ GEHT

*Die Entwicklung in der Arbeitswelt hat dazu geführt, dass die körperliche Belastung in vielen Berufen sehr viel geringer geworden ist. Die Maschinen nehmen uns viel an Schwerstarbeit ab. Viele Berufe werden hauptsächlich im Sitzen erledigt. Andererseits gibt es nach wie vor Berufe, die mit körperlicher Schwerstarbeit verbunden sind. Kurzfristige Belastungen führen dabei jedoch kaum zu Schäden, während Dauerbelastungen nicht sofort, aber im Laufe der Jahre eine recht gesundheitsschädigende Wirkung haben können. Auch für die Körperhaltung gilt: Jede Zwangshaltung, die unverändert über einen längeren Zeitraum hinweg eingenommen werden muss, gleich ob das nun Stehen, Sitzen, Bücken oder Hocken und Knien ist, führt zur Daueranspannung bestimmter Muskeln und damit meist zu Schäden. Auch bestimmte Arbeitsvorgänge, bei denen einzelne Muskeln dauernd angespannt sind, können längerfristig Probleme machen.*

*Das gilt für Kraftfahrer genauso wie z. B. für Bauarbeiter, FriseurInnen, KassiererInnen. Entscheidend ist bei arbeitsbedingten Belastungen immer, wie oft bzw. wie regelmäßig sie auftreten. Wenn sie über Wochen, Monate, ja Jahre auf uns einwirken, dann steigt die Wahrscheinlichkeit, dass sie uns krank machen.*

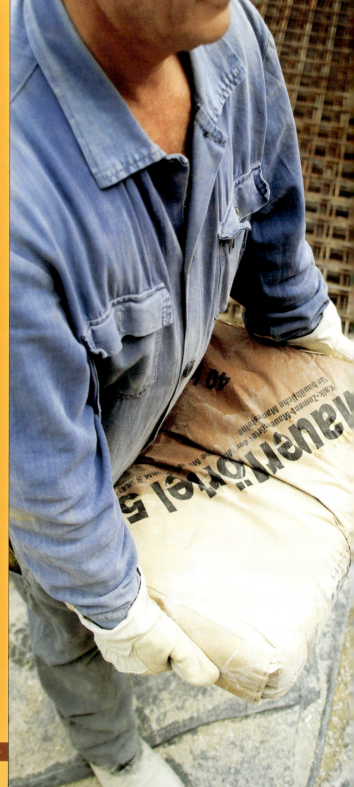

# AM BAU

Bei Bauarbeitern macht sich sehr oft die Überlastung der Rückenmuskulatur schmerzhaft bemerkbar. Schwere Lasten, die gehoben oder getragen werden, führen häufig zu Bänderüberdehnungen und zur Fehlbelastung der Bandscheiben. Aber auch die ständige Erschütterung z. B. durch einen Presslufthammer kann die Lendenwirbelsäule schädigen. Vorsicht geboten ist auch beim Schaufeln und Graben. Wer die Knie dabei steif hält, belastet das Kreuz besonders stark.

## Vorbeugung:

*Kräftigen Sie speziell Ihre Bauch-, Oberschenkel- und Rückenmuskeln. Starke trainierte Rückenmuskeln helfen Kreuzschäden zu vermeiden. Achten Sie auf die richtige Haltung beim Heben und Tragen von Lasten. Versuchen Sie, soweit das möglich ist, Haltungs- und Bewegungswechsel bei Ihrer Arbeit zu machen und denken Sie an regelmäßige kurze Erholungspausen. Versuchen Sie zwischendurch Ihre Wirbelsäule auszuhängen. Halten Sie sich mit den Händen über Kopf an einer Stange oder einem Türrahmen fest, gehen Sie leicht in die Knie und bewegen Sie den Körper langsam vor und zurück.*

# DIE KOSTENLOSE ERNÄHRUNGSBERATUNG DER GKK

Falsche Ernährungsgewohnheiten sind nicht selten Ursache von Übergewicht und Stoffwechselerkrankungen, die das Wohlbefinden massiv beeinflussen und krank machen können.

Eine der wichtigsten Voraussetzungen für Gesundheit und Vitalität ist bewusste Ernährung und das richtige Maß an Bewegung. Allerdings stellen Diäten bei Übergewicht oft ein hohes Gesundheitsrisiko dar und führen auch meistens nicht zum gewünschten Erfolg. Aber auch, wer auf Dauer zu viel oder zu fett isst, belastet seinen Körper und sein Herz-Kreislaufsystem.

Um den Körper wieder »in Schwung« zu bringen und allenfalls überschüssige »Fettpölsterchen« loszuwerden, bietet sich die kostenlose Service-Einrichtung der Salzburger Gebietskrankenkasse optimal an.

Eine Ernährungsmedizinische Beraterin & Diplomierte Diätassistentin und eine Ernährungswissenschafterin beraten unter dem Motto »richtig Fett macht fit« die Versicherten und deren Angehörige nicht nur bei erhöhten Blutfetten, Diabetes, Gicht, sondern auch bei Gewichtsproblemen, Allergien etc. Individuelle Ernährungspläne werden in der Beratungsstelle optimal auf die jeweiligen Bedürfnisse erstellt, z.B. auch für werdende Mütter.

Interessenten können unter Tel. (0662) 8889-296 oder 166 einen persönlichen Termin zur individuellen Ernährungsberatung vereinbaren. e-mail: ernaehrung@sgkk.sozvers.at, www.sgkk.at

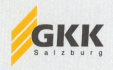

# IM AUTO, BUS
# ODER LASTWAGEN

Viele Berufskraftfahrer oder Menschen, die aus beruflichen Gründen viel Zeit hinter dem Lenkrad verbringen, leiden unter Bandscheibenproblemen. Die meisten Autositze sind wenig rückenfreundlich. Die nach hinten abgeschrägte Sitzfläche zwingt den Rücken in eine runde Haltung. Die ständige Vibration und das statische Sitzen schaden ebenfalls der Wirbelsäule.

## Vorbeugung:

*Vermeiden Sie, Ihre Pausen ebenfalls sitzend zu verbringen, Gehen und lockeres Laufen sind als Ausgleich besonders geeignet. Versuchen Sie beim Fahren immer wieder Ihr Becken zu mobilisieren, indem Sie es abwechselnd vor- und zurückschieben.*

*Nützen Sie kurze Pausen dazu, Ihren Hüftbeuger zu dehnen. Man stellt einfach ein Bein im rechten Winkel auf eine Stiege oder einen Sessel und streckt das andere Bein so weit zurück, bis man in der Leiste ein Ziehen verspürt. Ein guter Fahrersitz hat Einstellmöglichkeiten für die Höhe und die Rückenlehne – nützen Sie sie. Am besten wird die Wirbelsäule abgestützt, wenn der Neigungswinkel zwischen Lehne und Autositz rund 90 Grad beträgt.*

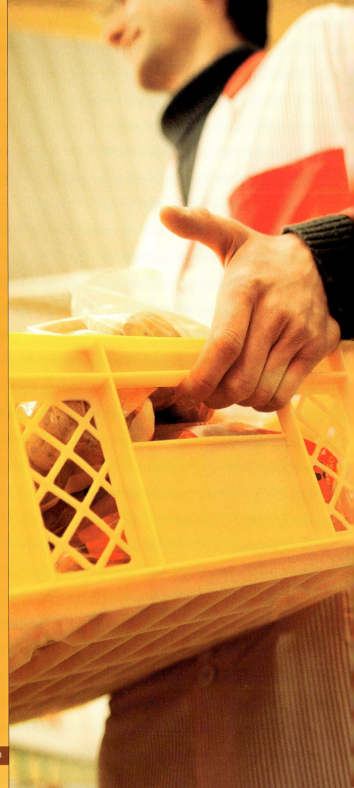

# IM GESCHÄFT

Handelsangestellte haben je nach Art ihrer Tätigkeit mit verschiedenen Be- und Überlastungen zu kämpfen. Langes Stehen belastet zwar die Wirbelsäule weniger als langes Sitzen, aber nur dann, wenn man richtig steht. Wenn der Rücken rund ist, die Schultern hängen und der Kopf nach vorne geneigt ist, werden Wirbelsäule und Rückenmuskeln stark belastet. Aber auch wenn Sie richtig stehen, können Sie nicht vermeiden, dass nach längerer Zeit Ihre Rückenmuskulatur ermüdet.

## Vorbeugung:

*Tragen Sie gute flache Schuhe, am besten mit Fußbett. Hohe Absätze führen automatisch zu einer Fehlhaltung der Wirbelsäule. Sie zwingen der Wirbelsäule nämlich eine extreme Krümmung im Lendenwirbelbereich auf und schädigen zudem das Fußskelett und die Wadenmuskeln. Denken Sie immer wieder daran, richtig zu stehen und stärken Sie Ihre Bauch- und Gesäßmuskeln. Nützen Sie jede Gelegenheit, um sich kurz irgendwo hinzusetzen oder sich anzulehnen.*

KassiererInnen leiden unter der Zwangshaltung, die die sitzende Tätigkeit mit den ständig gleichen Handbewegungen mit sich bringt. Sie verdrehen dabei immer wieder die Wirbelsäule und setzen ihre Rückenmuskeln aber auch ihre Schulter- und Armmuskeln einer starken Belastung aus. Bei einem gesunden Menschen wird die Wirbelsäule durch die Rücken- und Rumpfmuskulatur stabil gehalten und das Becken durch das Gegenspiel der Bauch-, Oberschenkel- und Gesäßmuskeln in die richtige Stellung gebracht. Bei andauerndem Sitzen verkürzen sich diese Muskeln, ihre Kraft lässt nach und damit kommt auch die Wirbelsäule aus dem Lot.

## Vorbeugung:

*Achten Sie darauf, dass der Sessel an der Kassa immer auf Ihre Sitzhöhe eingestellt ist und dass Sie ausreichend Platz für die Beine haben. Nützen Sie jede Gelegenheit, um kurz aufzustehen, sich zu räkeln und zu strecken. Wenigstens in den Arbeitspausen sollten Sie ein paar Schritte gehen oder die eine oder andere Entspannungs- und Dehnungsübung, die wir Ihnen vorgestellt haben, machen. Wenn Sie Verspannungen im oberen Rückenbereich spüren, ist eine ganz einfache Übung sehr wirksam. Machen Sie mit Ihren Schultern zuerst einzeln und dann gleichzeitig große Kreise nach hinten, das lockert die Muskulatur wieder.*

# REGALBETREUERINNEN

RegalbetreuerInnen müssen sich immer wieder bücken und sie müssen Lasten heben oder über Kopf arbeiten, um die Waren an ihren Platz zu bringen. Sehr oft führt das zu einer schmerzhaften Überlastung der Rückenmuskulatur. Besonders bei bereits geschwächter oder bereits verkürzter Muskulatur, bei Verspannungen oder bei Verschleißerscheinungen an der Wirbelsäule kann schon das falsche Heben einer Kiste zu heftigen Schmerzen führen. Man weiß, dass eine Last – falsch bewegt – mit der fünfundzwanzigfachen Belastung auf den Lendenwirbelbereich einwirkt.

## Vorbeugung:

*Denken Sie daran, schwerere Produkte in mittleren Regalen anzuordnen. Achten Sie beim Heben und Tragen unbedingt auf die richtige Haltung. Wenn Sie Waren in die unteren Regale schlichten müssen, ist es weniger belastend, sich hinzuknien als sich zu bücken. Wechseln Sie so oft wie möglich die Arbeitshöhe und denken Sie an kurze Erholungspausen.*

Besonders häufig treten Kreuzschäden bei Krankenschwestern und -pflegern auf. Bei der Betreuung von kranken, oft wenig bis gar nicht mobilen Patienten wird Ihre Wirbelsäule extremen Belastungen ausgesetzt. Das Heben, Ziehen und Tragen führt zu einer extrem ungleichmäßigen Bandscheibenbelastung und zur Überlastung der Rückenmuskeln. Gerade in den Pflegeberufen begegnet man sehr oft der typischen »Kreuzwehkarriere«. Gelegentliche Schmerzen werden chronisch. Manchmal gehen die Beschwerden im Laufe der Jahre bis hin zur Berufsunfähigkeit.

### Vorbeugung:

*Der Einsatz von geeigneten Hilfsmitteln, wie beispielsweise elektrisch höhenverstellbare Betten, Betteinlagen, Badewannenlifter und Aufstehhilfen, verringert die Belastung. Spezielle Techniken in der Pflege, die man lernen kann und sollte, helfen Schäden im Kreuz zu vermeiden. Die vier wichtigsten Gebote sind, den Rücken bei der Arbeit gerade halten, Verdrehungen der Wirbelsäule vermeiden, körpernah arbeiten und keine ruckartigen Bewegungen machen.*

# DAMIT ARBEIT
# NICHT KRANK MACHT

Das sind nur einige Beispiele für Berufe, die mit den Jahren zu großen Rückenbeschwerden führen können. Grundsätzlich sollte jeder Mensch eine Bestandsaufnahme seiner Tätigkeit machen. Jede Haltung, die über einen längeren Zeitraum ohne Pausen durchgeführt werden muss, kann zu Problemen führen. Besonders häufige Verursacher von Kreuzbeschwerden sind Arbeiten, die im Sitzen oder in gebückter Haltung durchgeführt werden müssen, oder das Bewegen schwerer Lasten. Denken Sie dabei an Ihren gesamten Tag. Im Verlaufe eines Tages sollten gesunde Männer insgesamt nicht länger als eine Stunde Lasten tragen, die Höchstlast sollte dabei 40 Kilogramm nicht überschreiten. Für Frauen liegt der Höchstwert bei 20 Kilogramm.

Jede Mehrbelastung kann sich früher oder später nachteilig auf Ihr Kreuz auswirken. Wenn Sie Ihr Kreuz stärken möchten, dann bleiben Sie in Bewegung. Wer viel sitzen muss, sollte ganz bewusst in seiner Freizeit viel gehen. Denken Sie daran, dass trainierte Muskeln die beste Vorbeugung gegen Verspannungen und Wirbelsäulenschäden sind.
Wenn Sie eine körperlich besonders anstrengende Tätigkeit vor sich haben, vermeiden Sie es, sich gleich zu Anfang völlig zu verausgaben. Versuchen Sie, Ihre Kräfte gut einzuteilen.

Aufgewärmte Muskeln sind belastungsfähiger. Vor körperlicher Anstrengung hilft es sehr, die Muskeln durch kurze Dehnungsübungen in Schwung zu bringen.

Rauchen verengt die Gefäße und vermindert die Durchblutung. Vor und während einer körperlichen Betätigung sollten Sie deshalb umso weniger zu einer Zigarette greifen.

# KRÄFTIGUNGS-ÜBUNGEN FÜR DAS GESCHÄDIGTE KREUZ

*Es gibt eine Reihe von Übungen, die helfen, wenn das Kreuz beginnt, Probleme zu machen. Natürlich eignen sie sich auch ganz ausgezeichnet, um Beschwerden vorzubeugen. Entscheidend für die Wirksamkeit jeglicher Übung ist aber die richtige Durchführung und dabei gibt es einige wichtige Punkte zu beachten:*

- *Üben Sie bewusst und kontrollieren Sie sich dabei.*
- *Wenn Sie bei einer Übung Schmerzen verspüren, dann brechen Sie diese bitte sofort ab.*
- *Achten Sie bei jeder Übung auf die vorgeschriebene Körperhaltung.*
- *Versuchen Sie ruhig zu atmen, halten Sie den Atem nicht an und pressen Sie nicht beim Atmen.*

*Übungen wirken nur dann wirklich gut, wenn sie regelmäßig gemacht werden und wenn sie wiederholt gemacht werden. Jede Übung besteht aus einer Anspannungsphase, in der eine ganz bestimmte Muskulatur absichtlich aktiviert wird, und aus einer Entspannungsphase, die so etwas wie eine Pause für die Muskeln bedeutet. Die Anspannungsphase sollte 6 bis 10 Sekunden dauern, die Entspannungsphase ungefähr doppelt so lange sein.*

Die nun folgenden Übungen bezeichnet man als so genannte Basisübungen. Sie sind einfach durchzuführen und haben sich in der Praxis bereits bestens bewährt bei Kreuzbeschwerden.

## ÜBUNG 1

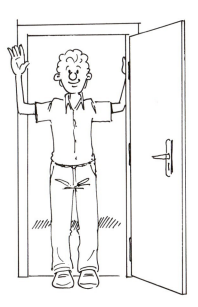

### Ausgangsstellung:

Beidbeiniger Stand mit aufrechtem Rumpf und leicht gebeugten Kniegelenken in einem Türrahmen. Einen Unterarm von innen, den anderen von außen diagonal gegen den Türrahmen legen.

### Übungsdurchführung:

Aus dieser Position beide Unterarme gegen den Rahmen drücken. Wichtig ist, dass Becken und Rumpf stabil bleiben, d. h. der Druck der Unterarme gegen den Türrahmen darf nur so stark sein, dass keine Bewegung des Oberkörpers bzw. des Beckens zugelassen wird. Armposition wechseln.

### Ausgangsstellung:

Aufrechter Sitz auf dem vorderen Drittel eines
Stuhls, die Füße in einer leichten Schrittstellung
(ein Unterschenkel ist vorgestellt, der andere
befindet sich unter der
Sitzvorderkante).
Die Hände stützen am
Oberschenkel ab.

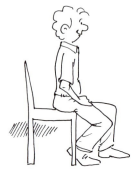

### Übungsdurchführung:

Das Gewicht etwas nach vorne über Oberschenkel und Füße verlagern. Wichtig ist, dass
dabei der Rücken gerade bleibt.
Dann die Beckenboden- und Gesäßmuskulatur
kräftig anspannen und das Gesäß mit geradem
Rücken etwas abheben. Die Standposition halten,
kontrolliert wieder hinsetzen und entspannen.
Beinstellung wechseln.

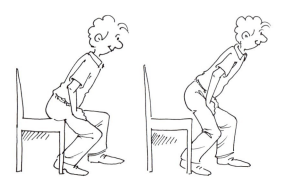

# ÜBUNG 3

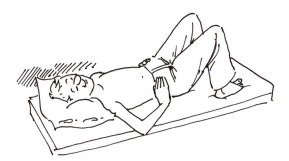

**Ausgangsstellung:**

Rückenlage mit angebeugten Beinen, die Hände
liegen auf den vorderen Darmbeinstacheln auf.

**Übungsdurchführung:**

Die Bauchmuskulatur anspannen mit folgender
Bewegungsvorstellung: Ich ziehe die Darmbeinstacheln zusammen und gleichzeitig den Nabel
etwas in Richtung Wirbelsäule ein.

### Ausgangsstellung:

In Bauchlage den Kopf auf der rechten Hand
ablegen, die linke Hand liegt auf der Bauchdecke
auf. Das linke Bein gebeugt seitlich hochziehen.

### Übungsdurchführung:

Die Bauchmuskulatur anspannen und dabei
mit der linken Hand die Spannung erfühlen bzw.
kontrollieren.

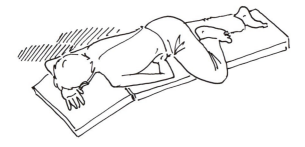

# ÜBUNG 5

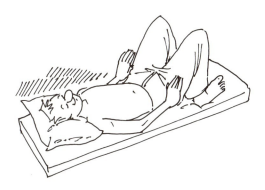

## Ausgangsstellung:

Rückenlage mit angebeugten Beinen, die Füße
hochziehen, die Arme neben dem Körper abheben
und die Handflächen aufstellen.

## Übungsdurchführung:

Die Beckenboden- und Bauchmuskulatur anspannen,
den Kopf nur gering abheben und »lang« machen.
Gegen einen gedachten Widerstand ohne sichtbare
Bewegung die Hände nach vorne stemmen und die
Fersen nach vorne in den Boden drücken.

**Ausgangsstellung:**

Rückenlage mit angebeugten Beinen,
die Handinnenflächen liegen im Bereich der
Lendenwirbelsäule auf.

**Übungsdurchführung:**

Die Beckenboden-, Bauch- und Gesäßmuskulatur
anspannen und die Lendenwirbelsäule nach
unten gegen die Hände drücken. Ein Bein langsam
etwas anheben und nur so weit strecken, dass
die Rumpfposition völlig unverändert bleibt.
Langsam das Bein wieder beugen und absetzen.
Seitenwechsel.

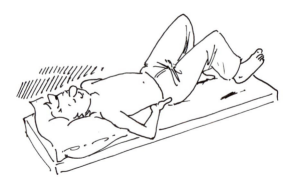

# ÜBUNG 7

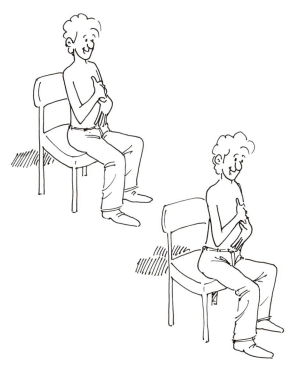

### Ausgangsstellung:

Aufrechter Sitz mit gebeugten, gegrätschten
Beinen, die Finger liegen gespreizt im Bereich des
Bauches und über dem Brustbein auf.

### Übungsdurchführung:

Langsam den Rumpf mit gespannter Bauch-
und Beckenbodenmuskulatur nur wenig nach
vorne neigen. Dabei darauf achten, dass sich die
Position der Hände zueinander nicht verändert.
Anschließend analog dazu den Rumpf langsam
etwas nach hinten neigen, wiederum ohne
Veränderung der Lage der Hände zueinander.
Wichtig: Beim Vorneigen Hohlkreuz-, beim
Rückneigen Rundrückenbildung vermeiden.

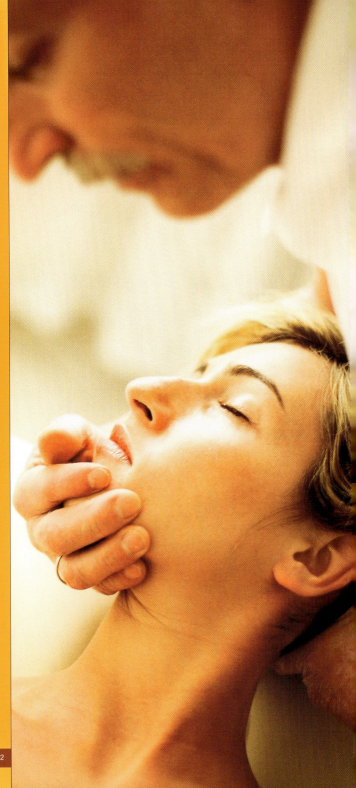

# THERAPIEN BEI KREUZ-BESCHWERDEN

*Es gibt wohl kaum einen Erwachsenen, der nicht hin und wieder Kreuzschmerzen hat. Und meistens weiß man auch, warum sich das Kreuz gerade jetzt meldet. Vielleicht hat man ungewohnte Arbeiten verrichten müssen, oder sich beim Heben einer Last »verrissen« oder lange Zeit im Bett liegen müssen, weil man krank war. Es gibt viele Gründe, die Schuld sein können, dass sich unsere Wirbelsäule schmerzhaft in Erinnerung bringt. In solchen Fällen genügen oft ein paar gezielte Übungen und die Vermeidung der Belastung, und schon spürt man die Erleichterung. Anders schaut es aus, wenn die Schmerzen anhalten oder immer wieder auftauchen. Dann sollte man unbedingt einen Arzt aufsuchen, um die Ursachen abklären zu lassen. Er wird ihnen vermutlich auch hilfreiche Therapien vorschlagen, die natürlich, abhängig von der Art der Probleme, sehr verschieden sein können. Wir setzen uns in diesem Buch absichtlich nicht mit allseits bekannten Therapieformen auseinander, sondern möchten Sie auf einige Möglichkeiten der Hilfe aufmerksam machen, die noch nicht so gebräuchlich sind.*

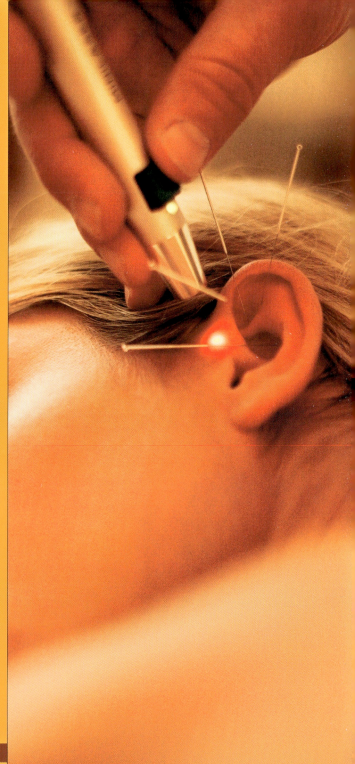

# AKUPUNKTUR

Die Akupunktur ist ein Bestandteil der traditionellen chinesischen Medizin, der in unserem westlichen Medizinsystem bereits einen fixen Platz hat. Mit Hilfe der Akupunkturnadeln ist es möglich, Verspannungen und Verkrampfungen zu beseitigen und den Schmerz zu nehmen. Die Therapie ist allerdings nur dann Erfolg versprechend, wenn die schmerzauslösenden Abschnitte der Wirbelsäule noch beweglich sind. Bei Versteifungen, die zum Beispiel durch eine starke Verkalkung der Wirbel entstanden sind, ist auch die Akupunktur machtlos.

# FELDENKRAISMETHODE

Mit Hilfe der Feldenkraismethode kann man lernen, den eigenen Körper neu wahrzunehmen und bisherige Bewegungsmuster zu erkennen und sie bei Bedarf zu verändern. Diese Methode ist empfehlenswert für alle, die durch viel Sitzen und wenig Bewegung bereits ein schlechtes Körpergefühl haben. Im Idealfall wird damit wieder die Freude an der Bewegung und an der Beweglichkeit geweckt. Mit der Feldenkraismethode kann man bei bereits vorhandenen Beschwerden zur Heilung beitragen und auf jeden Fall vorbeugen.

# MANUELLE THERAPIE

Mit der manuellen Therapie, die nur von Ärzten mit Spezialausbildung durchgeführt werden darf, lassen sich Bewegungsstörungen in den einzelnen Gelenken lösen. Besonders wichtig ist das bei den Wirbelgelenken, die im Falle einer Blockade eine harmonische und schmerzfreie

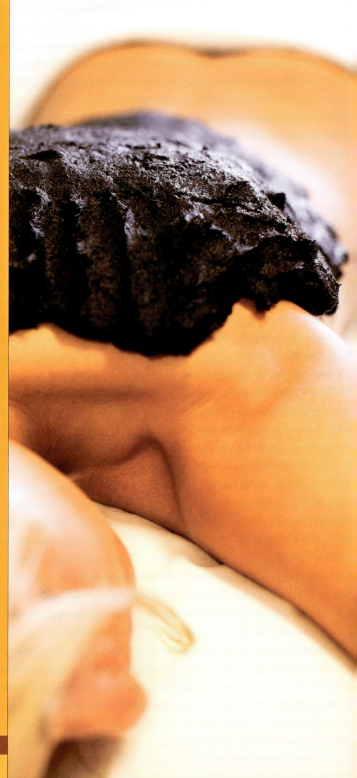

Bewegung verhindern. In der Folge kommt es zu reflexartigen Muskelanspannungen, um dem Schmerz auszuweichen, und damit zu weiteren Verspannungen und Fehlhaltungen. Mit Hilfe einer manuellen Therapie ist es möglich, diesen schmerzhaften Kreislauf zu durchbrechen.

## MOORTHERAPIE

Viele Salzburger schwören auf die lindernde und heilende Wirkung des Salzburger Moors. Die erwärmten Moorpackungen werden entweder gezielt auf betroffene Körperstellen aufgelegt, oder der Patient kommt in ein Moorbad. Diese Behandlung eignet sich besonders gut, wenn die Kreuzschmerzen durch entzündliche Prozesse hervorgerufen werden. Im günstigsten Fall berichten Patienten darüber, dass die Wirkung bis zu zwei Jahre nach der Behandlung noch spürbar ist.

## ISMAKOGIE

Die Ismakogie hat einen harmonischen Spannungswechsel zum Ziel. Das Körpergefühl wird sensibilisiert und der Körper in eine ideale Schwingungsrhythmik versetzt. Die Übungen sind nicht vergleichbar mit gymnastischen Übungen, die man mehr oder wenig regelmäßig durchführt. Vielmehr geht es darum, die entsprechenden Gesetze für richtige Haltung und Bewegung zu übernehmen und im Alltag zu leben.

Ismakogie verspricht unter anderem das Lösen von Verspannungen im Schulter- und Brustbereich, die Festigung und Kräftigung der Muskulatur und des Beckenbodens und eine deutliche Entlastung der Wirbelsäule.

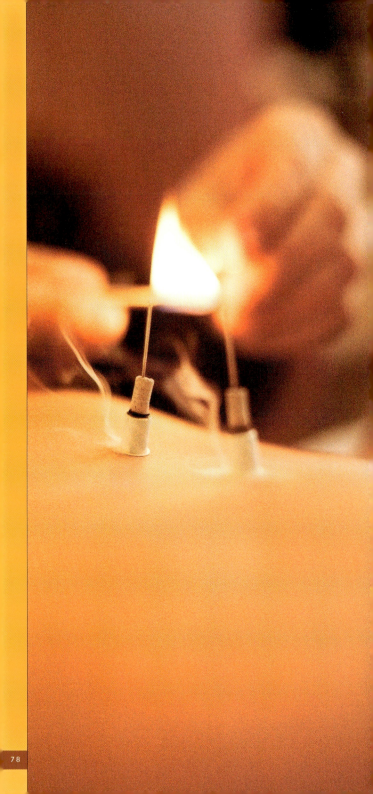

# CHINESISCHE MEDIZIN

Die traditionelle chinesische Medizin betrachtet den Menschen in seiner Gesamtheit und richtet ihr spezielles Augenmerk auf das Gleichgewicht zwischen Yin und Yang. Yin steht für die Substanz, also für den Körper, und Yang für die Dynamik, also für die Bewegung. Die Therapie ist eine Kombination aus Kräutern, Ernährungsvorschriften, Bewegung, Massagen (Tuina), Akupunktur, Moxatherapie und Atemtechnik, und auf jeden Patienten ganz individuell zugeschnitten.

# ZILLGREI

Zillgrei ist eine Methode, die gezielte Bewegung verbunden mit speziellen Atemübungen zur Schmerzlinderung einsetzt. Sie ist sehr einfach zu erlernen und kann jederzeit ohne Schwierigkeiten eingesetzt werden.
Zum Beispiel kann man bei akuten Kreuzschmerzen folgende Übung machen.

Man lehnt sich an eine Wand und bringt den Körper in eine Haltung, bei der man keinen Schmerz im Kreuz verspürt. Dann beginnt man mit einem 4-teiligen Atemrhythmus. Man atmet sehr tief ein und zählt dabei bis 4, hält die Luft an und zwar wiederum 4 Takte lang, atmet dann tief aus, ebenfalls 4 Takte lang, und zählt, wenn die Luft draußen ist, noch einmal bis vier.
Diesen Atemzyklus wiederholt man nun wiederum 4 mal. Für gewöhnlich kann man sich anschließend schmerzfrei aufrichten. Die Wirkung hält erfahrungsgemäß zwei bis drei Stunden an. Sollte der Schmerz nach dieser Zeit wieder auftauchen, kann man die Übung einfach wiederholen.